AF363700

RAPPORT

337/72

SUR

L'ÉPIDÉMIE DE VARIOLE

QUI A RÉGNÉ EN 1870-71

DANS L'ARRONDISSEMENT D'ABBEVILLE

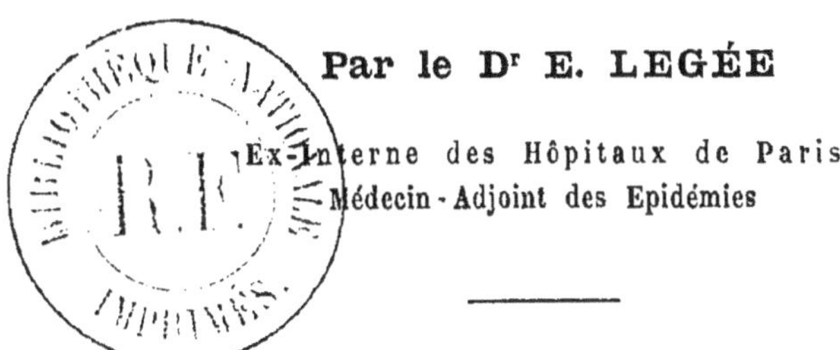

Par le Dr E. LEGÉE

Ex-Interne des Hôpitaux de Paris
Médecin-Adjoint des Epidémies

PRÉSENTÉ AU CONSEIL D'ARRONDISSEMENT

SESSION DE JUILLET 1872

ABBEVILLE

IMPRIMERIE BRIEZ, C. PAILLART ET RETAUX

90, Chaussée Marcadé

Td 64/52A

RAPPORT

BIBLIOTHÈQUE NATIONALE — R.F.

SUR

L'ÉPIDÉMIE DE VARIOLE

QUI A RÉGNÉ EN 1870-71

DANS L'ARRONDISSEMENT D'ABBEVILLE

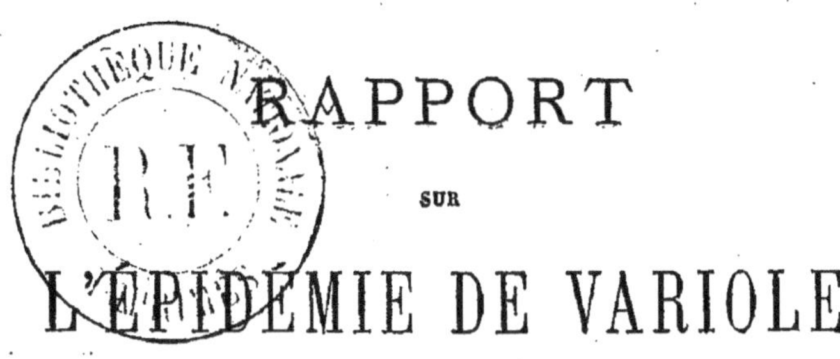

Abbeville, le 9 Juillet 1872.

MONSIEUR LE SOUS-PRÉFET,

En ma qualité de médecin adjoint des épidémies, M. le docteur François, médecin titulaire, m'a délégué pour faire le rapport général des épidémies, qui ont régné dans notre arrondissement pendant l'année 1871.

Touché profondément de cette haute marque d'estime et de confiance, je me suis empressé de m'acquitter de cette mission, et j'ai l'honneur de vous soumettre, dans le rapport suivant, le résultat de mes observations sur l'épidémie de variole, que nous avons subie en 1870 et 1871.

La variole, en effet, est la seule maladie grave qui se soit montrée dans notre circonscription, sous la forme épidémique. Peu de communes ont été épargnées par le fléau ; la plupart assez maltraités. Abbeville surtout, en raison des circonstances exceptionnelles qui existaient alors, toutes si particulièrement favorables au développement et à la propagation de la variole, lui a payé un large tribut.

Il est vrai que nous étions en présence d'un ennemi redoutable. L'épidémie avait, en effet, un caractère de malignité inusité depuis l'importation de la vaccine, et qui n'a échappé à aucun médecin.

La mortalité a été partout assez considérable ; il faudrait remonter à une époque déjà éloignée de nous, pour trouver dans les annales de la science la relation d'épidémies analogues.

La variole y a affecté toutes les formes qu'elle peut revêtir. Les cas les plus bénins se voyaient à côté des cas les plus graves ; l'éruption discrète auprès de l'éruption la plus confluente.

Le début de la pyrexie ou son *invasion* a toujours été annoncé par les prodromes ordinaires, frisson, fièvre, céphalalgie, vomissements, rachialgie, etc. Seulement, ces symptômes variaient d'intensité suivant le degré de gravité ou de malignité que devait avoir la variole. Vers la fin du troisième jour, à compter du début des accidents, apparaissait l'éruption, à laquelle succédait bientôt la suppuration des pustules, puis leur dessication.

Je serai bref sur la variole discrète, vu son peu de gravité. Mais je ne puis m'empêcher de vous signaler le fait suivant, que j'ai remarqué dans le cours de cette épidémie : c'est que la variole discrète n'a jamais existé que chez les individus vaccinés.

Ce fait a son importance, et il était bon, je crois, de le noter, car la vaccine, n'eût-elle plus maintenant que le privilége de modifier la variole, au point de la rendre toujours bénigne et discrète, il serait encore immense, puisqu'il permettrait de prévenir et l'issue si souvent fatale de cette épouvantable pyrexie, et ces horribles cicatrices qu'elle laisse presque toujours après elle.

Est-ce à dire que tous les sujets vaccinés n'ont eu que la variole régulière et bénigne ? Malheureusement non. Il y a eu même de fâcheuses exceptions, et j'ai observé des varioles confluentes et aussi des varioles noires ou hémorrhagiques, sur des individus qui autrefois dans leur enfance avaient subi l'inoculation vaccinale.

Les cas où la mort est survenue dans de telles conditions, ont été à la vérité très-rares, mais il y en a eu, et je pourrais en citer quelques exemples.

D'un autre côté, je dois dire que les cas exceptionnels de variole hémorrhagique qui ont guéri, ont été observés exclusivement sur des sujets vaccinés.

La variole *confluente* a été très-commune durant cette épidémie. Elle s'y est présentée toujours avec des caractères du plus sérieux augure. Frappant surtout des individus qui n'avaient pas été vaccinés, elle se rencontrait également chez ceux dont l'inoculation remontait à une époque très-éloignée. Le plus souvent, chez ces derniers, la suppuration des pustules faisait défaut, et leur dessication se produisait très-rapidement. La variole avait été heureusement modifiée par la vaccine et s'était transformée en varioloïde.

Lorsque, dans la variole confluente, la mort devait arriver, elle survenait presque toujours du onzième au quatorzième jour de la maladie. Parfois cependant, elle a eu lieu beaucoup plus tôt, au troisième ou quatrième jour, par exemple ; mais alors la variole était d'une extrême gravité et son génie d'une exceptionnelle malignité.

Cette terminaison rapide s'est surtout montrée dans une autre forme de la variole, beaucoup plus redoutable encore que la confluente, puisqu'elle est pour ainsi dire toujours mortelle : je veux parler de la variole *noire* ou *hémorrhagique*, dont les exemples, hélas ! n'ont été que trop fréquents dans le cours de cette épidémie.

Beaucoup de malades aussi ont été emportés par des complications survenues, soit à la fin de leur pyrexie, soit pendant la convalescence. Je me rappelle un jeune enfant de neuf mois environ, non vacciné, qui, atteint d'une variole de moyenne intensité, est mort trois mois après le début des accidents, épuisé par une suppuration abondante qui s'était formée dans plusieurs grandes articulations.

Quelques-uns, alors que le danger semblait dissipé, furent enlevés par des pneumonies étendues, arrivant rapidement à suppuration ou par des pleurésies purulentes. Chez d'autres enfin, la mort fut le résultat d'une autre complication, je veux parler de l'infection purulente, avec abcès métastatiques dans les poumons et le foie.

Mais la forme de la variole la plus grave, celle qui fit le plus de victimes dans notre circonscription, est sans contredit la forme hémorrhagique. Tout individu aux prises avec elle devait être considéré comme perdu. Cependant, il faut bien le dire à l'honneur de la vaccine, il y a eu quelques rares exceptions à cette terrible règle, et un trop petit nombre de malades ont pu échapper à la mort. Ceux qui ont obtenu cet heureux résultat avaient été vaccinés.

Un fait à signaler, et que j'ai eu l'occasion de remarquer plusieurs fois, c'est que l'alcoolisme semble favoriser le développement de la variole hémorrhagique. Je n'ose cependant rien encore affirmer à cet égard, car je n'ai pas les matériaux suffisants pour établir ce fait d'une façon définitive, mais cette coïncidence bizarre m'a tellement frappé que j'ai l'attention éveillée sur ce point, et je me propose dans d'autres circonstances de continuer mes recherches dans cette direction.

Des cas de variole noire d'une effroyable intensité ont été vus dans cette épidémie. J'ai été témoin d'un assez grand nombre de faits de ce genre, et tous mes confrères en ont observé également. Chez les malades atteints de cette forme terrible, des hémorrhagies ont eu lieu par toutes les voies : le nez, la bouche, les conjonctives, l'anus, l'urèthre. Elles ont été accompagnées d'une éruption générale, d'un rouge violacé, lie de vin, telle que, suivant l'exacte expression de Trousseau, les individus semblaient avoir été plongés dans une cuve remplie de marc de raisins.

C'est aussi dans cette forme que l'on voyait sur la peau de nombreuses taches pétéchiales, véritables ecchymoses sous-cutanées, qui étaient du plus fâcheux augure.

Souvent, la variole noire plus que la variole confluente était précédée, un jour ou deux avant l'éruption caractéristique, d'une éruption particulière, à laquelle les Anglais ont donné le nom de *rash*.

Le rash se voyait surtout sur le tronc et la face interne des cuisses. Parfois, comme dans la variole bénigne, il ressemblait aux taches morbilleuses ou à l'exanthème scarlatineux. Mais dans la variole confluente grave et surtout dans la variole noire, c'était un véritable *purpura hœmorrhagica* très-étendu, dont la signification pronostique n'était malheureusement pas douteuse.

Tel est, Monsieur le Sous-Préfet, le tableau aussi complet que possible de l'épidémie de variole que nous avons eue en 1870 et 1871.

Aujourd'hui le fléau a complétement disparu, et déjà depuis longtemps, notre cité n'a possédé dans ses murs un varioleux. Mais une épidémie de ce genre, dont les effets meurtriers ont été aussi sensibles, ne disparaît pas, sans révéler à l'observateur des faits nouveaux, inattendus, ni lui laisser de précieux enseignements qui pourront être d'une grande utilité dans l'avenir. C'est ainsi que procède généralement l'esprit humain ; l'observation est la base de ses opérations, et par elle, il arrive aux plus grandes découvertes, aux plus grandes conceptions.

Autrefois, avant Jenner, la variole faisait des ravages affreux dans les populations qu'elle frappait. C'était assurément le fléau le plus grand qui décimait l'espèce humaine. A cette époque, on cherchait tous les moyens sinon de le détruire, du moins d'en atténuer les terribles effets ; on avait remarqué que ceux qui avaient eu la variole, ne l'avaient pas deux fois ; on préconisa donc l'inoculation variolique. Mais celle-ci n'était pas sans danger, on la remplaça bientôt par l'inoculation vaccinale. Jenner en fut le plus ardent champion, et avec juste raison. A son origine, la vaccine fournissait des résultats tels qu'on pouvait espérer que cette pyrexie disparaîtrait des cadres de la nosologie médicale. Malheureusement l'épidémie récente vient de montrer que l'humanité doit encore compter avec elle. Il est donc de toute nécessité, Monsieur le Sous-Préfet, que l'étude de cette maladie fixe de nouveau l'attention des hommes instruits, dévoués, et dont l'unique préoccupation est le bien-être de leurs semblables.

Il est évident que si le nombre de varioleux augmente dans les épidémies, que si celles-ci reprennent la gravité qu'elles avaient autrefois, cela tient à ce que la vaccine n'est plus ce qu'elle était dans les mains de Jenner. Elle paraît, en effet, avoir perdu quelques-unes de ses propriétés primitives.

Il y a une trentaine d'années, les cas de variole étaient très-rares. A Paris, dans les hôpitaux, on n'en rencontrait qu'à de longs intervalles, et ceux qu'on observait ne frappaient jamais que des sujets qui n'avaient pas été vaccinés.

Aujourd'hui il n'en est plus de même, et la variole, devenue assez commune, n'épargne même plus les individus vaccinés.

Que faut-il conclure de là? C'est que le prophylactique est insuffisant, puisque l'immunité qu'il confère, disparaît au bout d'un temps plus ou moins long.

L'effort général doit donc tendre désormais à rendre à la vaccine sa vertu primitive, ou au vaccin ses anciennes qualités.

En effet, si les médecins avaient toujours à leur disposition le cow-pox, nul doute qu'ils n'obtiennent chaque fois une vaccine de bon aloi, dont l'efficacité serait absolue et durerait toute la vie de l'individu. Mais le cow-pox est rare ; peu connu, il passe inaperçu, et l'on ne peut se procurer du vaccin jennerien. Il faut alors recourir au vaccin habituel, vaccin essentiellement dégénéré, qui, au lieu de donner l'immunité absolue, ne procure qu'une immunité temporaire. Si, malgré les louables efforts qui sont tentés dans le but de régénérer le vaccin humain, on n'obtient pas le résultat désiré, il faudra avoir recours à une pratique depuis longtemps préconisée, celle des revaccinations. Je suis très-partisan de ces dernières, et les craintes exprimées à leur égard ont été certainement exagérées. Leurs inconvénients ne sont pas d'ailleurs en rapport avec les avantages qu'elles pourront procurer.

L'observation d'une épidémie analogue à celle que nous avons eue, a fourni à Gintrac, de Bordeaux, l'occasion d'étudier l'influence des revaccinations sur la marche de la variole. Il a reconnu que cette influence avait été très-manifeste : dans quelques communes, la pratique des revaccinations a arrêté l'épidémie sur-le-champ.

Voici ce que dit Gintrac à cet égard : « La revacci-
« nation, pratiquée d'une manière générale en pleine
« épidémie, a arrêté d'emblée les ravages et éteint le
« développement ; elle a préservé indubitablement,
« et ceux-là même qui se trouvaient déjà sous
« l'influence d'une incubation variolique, ont paru
« jouir d'une certaine immunité.

« Enfin les revaccinations pratiquées dans le foyer
« épidémique, contrairement aux craintes exprimées
« par quelques médecins, se sont montrées d'une
« complète innocuité. »

Devant de tels résultats, il n'y a pas à hésiter, et je pense qu'il faut propager le plus possible les revaccinations. Je sais que ce ne sera pas tout d'abord une tâche facile, car cette pratique, quelque recommandable qu'elle soit, est encore rejetée par bien des médecins ; mais les préjugés tomberont devant les faits, et les revaccinations, de même que la vaccine, auront droit à la reconnaissance de l'humanité.

Daignez, Monsieur le Sous-Préfet, agréer l'assurance de mon entier dévouement.

Dᵗ E. LEGÉE.

Abbeville. — Imp. Briez, C. Paillart et Retaux.

www.ingramcontent.com/pod-product-compliance
Lightning Source LLC
LaVergne TN
LVHW011935170726
843501LV00011BA/4420